U0278104

When My Worries

Get Too Big!

[美] 卡丽·邓恩·比龙 著
（Kari Dunn Buron, MS）

潘 敏 译

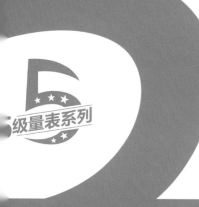

5
级量表系列

焦虑，变小！变变小！

Relaxation Book for Children Who Live With Anxiety

econd Edition

第2版

华夏出版社
HUAXIA PUBLISHING HOUSE
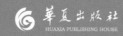

本书献给所有受焦虑困扰的儿童。

推　荐　语

　　"近年来，人们在帮助有情绪 / 行为问题的发展性障碍儿童时，重心从传统的行为管理转移到情绪调节上来，这是一个重要且重大的转变。在《焦虑，变小！变小！》（第 2 版）中，卡丽向服务提供者和家长们介绍了一套有趣且实用的方法，该方法具有发展性且以儿童为中心，它可以帮助儿童保持情感健康并提高他们的生活质量。"

——巴里·M. 普里赞特（Barry M. Prizant，PhD，CCC-SLP）

布朗大学人类发展研究中心客座教授，儿童沟通项目主管，

《SCERTS® 模式》（*The SCERTS® Model*）合著者

　　"卡丽·邓恩·比龙的《焦虑，变小！变小！》（第 2 版）终于出版了！该书提供的方法有实证支持，易于操作，很受小朋友欢迎。最重要的是，不仅有特殊需求的儿童能从中得到支持，所有在生活中感到焦虑的儿童都可以从书中汲取养分。妙趣横生的插图、丰富的互动机会以及升级版的 5 级量表让我毫不犹豫地给这本书打 10 分！"

——黛安娜·特瓦克特曼 - 卡伦（Diane Twachtman-Cullen，PhD，CCC-SLP）

《孤独症谱系季刊》（*Autism Spectrum Quarterly*）主编

　　"卡丽专为焦虑的儿童而著的《焦虑，变小！变小！》是我非常喜欢的经典之作。该书第 2 版增加了'给老师和家长们的建议'，清楚地解释了儿童为什么、什么时候可能需要支持来应对焦虑，从而把该方法提升到了一个新水平——既实用又易于操作，儿童能很快上手，知道如何应对自己的焦虑。此外，在'积极支

持高度焦虑儿童的循证策略'中，作者为焦虑的学生出谋划策，具体介绍了几种积极的行为支持策略，每种策略都有扎实的循证实践基础，对于希望全天都能运用有效实践策略的教师，它是一个非常实用的工具！"

——朱迪·恩多（Judy Endow, MSW）

孤独症顾问，作家，著有《巧妙打败爆发式行为》（*Outsmarting Explosive Behavior*）和《让孤独症学生做好学习准备的实用方案》（*Practical Solutions for Stabilizing Students With Classic Autism to Be Ready to Learn*）

"当儿童出现焦虑症状时，我们可能会认为那只是个问题行为。焦虑是内心的一种状态，外人无法看到，我们甚至都不知道自己出现了焦虑，可它却让我们难以顾及自己或他人的反应。《焦虑，变小！变小！》（第2版）以巧妙的方式向家长和专业人士解释了焦虑，贴心地为青少年学生提供了易于上手的方法。该书基于卡丽的畅销书《神奇的5级量表》（第2版）中的方法，为家长和专业人士提供了更多信息，帮助儿童在实践想法和完成任务中学习认知行为策略来管理自己的"着急"。除了个体，包括普通班级在内的团体也可以使用这本书。毕竟，所有人（无论是儿童还是成人）都会偶尔被焦虑所困扰。"

——米歇尔·加西亚·温纳（Michelle Garcia Winner, MA, CCC-SLP）

社交思维®（Social Thinking®）创始人，著有《我是一名社交小侦探》（*You Are A Social Detective!*）和《想想你，想想我》（*Thinking About You Thinking About Me*）

"《焦虑，变小！变小！》（第2版）能够帮助儿童学会减轻压力，重获自我控制。书中切实有效的策略配以广受儿童欢迎的插图让儿童轻松学会了如何应对焦虑，让自己感觉更好一些。"

——西蒙·巴伦-科恩（Simon Baron-Cohen, PhD）

剑桥大学教授

学习控制焦虑，打下人生基石

当华夏出版社的编辑联系我，希望给他们即将出版的《焦虑，变小！变小！》（第 2 版）写一篇推荐时，我立即答应了。因为这不仅是本非常好的儿童读物，而且我在儿子小的时候也用过书中介绍的方法，更重要的是它可以让年轻的家长们早早地学习和理解情绪控制对于孤独症谱系孩子的重要性。

作为子女已经成年的家长，我还可以以"过来人"的身份分享在美国的一些经历和了解到的一些事实。

1. 美国针对成年孤独症人士的调查表明，他们的平均寿命比同龄的普通人要短二十岁左右 [1, 2]，造成这个结果的两大原因是他们出现癫痫和自杀的比例过高，而其中造成自杀的最主要的原因是长期的抑郁和绝望 [3]。

2. 在美国，孤独症成人的失业率高达 80% 以上 [4]，是残障群体中失业率最高的。事实上，他们并不缺乏工作所需的智力，社会也为他们提供了工作机会，失业的原因往往是焦虑等情绪问题让他们无法被工作单位或同事所接受 [5]。

3. 美国儿科学会的调查表明，在美国，大约 20% 的普通儿童具有不同程度的焦虑症状 [6]，而孤独症谱系儿童的这个比例高达 80% [7]！而关于成年群体的研究表明，在美国，70% 以上的孤独症成人至少出现过一段时期的抑郁症状 [8]，60% 的孤独症成人认真计划过自杀或尝试过自杀 [9]，而孤独症女性的自杀风险是孤独症男性的 2 倍 [10]。

4. 在此次仍未停止的新型冠状病毒疫情中，美国的发展性障碍（包括孤独症、智力障碍等）群体感染病毒后的死亡率要高出普通人的五六倍。出现这个结果的最主要的原因是发展性障碍成人普遍存在伴生性疾病，也就是他们除了本身的残障还有一项或多项身心疾病，如过度肥胖、高血压、抑郁症等。除了这些生理因素，心理上的长期焦虑得不到正确的排解也是一个很大的原因[11]。最近，一项中国的研究表明，同样的情况也发生在湖北省[12]。

根据这些事实和数据，不难发现心理健康是孤独症成人能够健康生活、参与工作的一个非常重要的因素。对此，我们都不会有异议，问题是：我们该怎么做？作为人类的基本情绪之一，焦虑、担忧，每个人都曾体会过，每一个普通人也都本能地找到了方法来克服。但是很多孤独症儿童及成人缺乏普通人似乎是生而就有的洞察自己及他人内心的能力，即"心理理论"能力，他们通常无法认识自己及别人的面部表情代表的情绪状态，进而判断别人的内心活动，这就带来很多社会交往及情绪控制问题，因此，他们在这方面需要专门的教育和练习。这也是作者设计5级量表和创作这本图书的初衷。

对于孤独症孩子，要学会控制焦虑，先得学习认识焦虑，尤其是要学习认识焦虑的不同程度，这样他们才能掌握不同的应对方法，而家长们初期总是找不到头绪进行正确引导。很多时候，我们看到自己的孩子陷入焦虑状态却不知所措，最多只能给予温柔的安慰，这虽然可以缓解一时但并不能帮助一世，因为孤独症孩子并不能靠自己的直觉觉察自己的情绪，更不知道该怎么做。这是在教育孤独症孩子时一个非常普遍的现象，所以作者设计了"5级量表"。

"5级量表"不仅是一种方法，也是一种思路，因为除了应对焦虑，我们也可以使用这个方法应对其他情绪，比如，愤怒、失望、抱怨等。让孤独症孩子不仅认识自己的情绪，还知道该怎么做，能够为他们将来应对更复杂、更强烈的情绪挑战打下坚实的基础，这也是我强烈推荐这本书的原因。

冯斌

2020 年 8 月 4 日于纽约

参考文献

[1] Leann Smith DaWalt et al. Mortality in individuals with autism spectrum disorder: Predictors over a 20-year period.Autism, Oct 2019.

[2] NICHOLETTE ZELIADT17.Study identifies predictors of early death among autistic people. Spectrum News, April 2019.

[3] Bazian.People with autism are 'dying younger,' warns study. Monday 21 March 2016.https://www.nhs.uk./

[4] Autism Employment Resources.Autism Speaks. https://www.autismspeaks. org/autism-employment.

[5] Barbara Bissonnette.Helping Adults with Asperger's Syndrome Get & Stay Hired: Career Coaching Strategies for Professionals and Parents of Adults on the Autism. Jessica Kingsley Publishers, December 21, 2014.

[6] Carol Cohen Weitzman, M.D., FAAP, Carolyn Bridgemohan, M.D., FAAP. Up to 30% of youths will develop anxiety disorders:how you can help. AAP News, January 15, 2019.https://www.aappublications.org/news/2019/01/15/anxiety011519.

[7] Rob Ring, PhD. How common are anxiety disorders in people with autism?Autism Speaks. https://www.autismspeaks.org/expert-opinion/how-common-are-anxiety-disorders-people-autism.

[8] Victoria Nimmo-Smith, Hein Heuvelman. Anxiety Disorders in Adults with Autism Spectrum Disorder: A Population-Based Study.J Autism Dev Disord. 2020, 50(1): 308 – 318.Published online Oct 16,2019.

[9] Anne V. Kirby etc. A 20 - year study of suicide death in a statewide autism population.Autism Research, 2019,12(4).

[10] HANNAH FURFARO. Autistic women twice as likely as autistic men to

attempt suicide. AUGUST 7, 2019. https://www.spectrumnews.org/news/autistic-women-twice-as-likely-as-autistic-men-to-attempt-suicide/

[11] Scott D. Landes, Margaret A. Turk. COVID-19 outcomes among people with intellectual and developmental disability living in residential group homes in New York State.Disabil Health J. Jun 24, 2020.

[12] Xinyan Xie, BA1; Qi Xue, MPH1; Yu Zhou, BA1; etalKaiheng Zhu, BA1; Qi Liu, MS1; Jiajia Zhang, PhD,MS2; Ranran Song, PhD,MS1.Mental Health Status Among Children in Home Confinement During the Coronavirus Disease 2019 Outbreak in Hubei Province, China .JAMA Pediatr. Published online April 24, 2020.

前　言

儿童和青少年如果在控制焦虑和行为方面有问题的话，情况会比较复杂，因为他们的身心障碍不尽相同，每个个体的表现均不一样。简言之，如果您看到某位有焦虑或行为调节问题的儿童，那么您看到的仅是这位儿童面临的问题，另外一位与您相处的儿童的症状或行为可能就会完全不同！

这种独特的个体差异给老师、家长和研究人员带来了挑战，他们试图找出一些干预措施。这些措施既要能彻底解决特殊问题，又要足够灵活，适用于多数儿童；同时，在运用这些干预手法解决问题时，他们无须投入大量的时间（因为家里或学校的时间从来就不够用！）；此外，不论是在普通还是在特殊教育环境下，不论是在家庭还是在社区里，这些干预方法都应能得到运用。没有多少干预方法能够满足这些苛刻的要求。

每隔一段时间，我的办公桌上就会出现符合这些要求的干预方法。《焦虑，变小！变小！》就是其中一份礼物。它既结构化又很灵活，广受儿童和成人喜爱，适用于很多不同的情境。该书作者卡丽·邓恩·比龙专家拥有应对焦虑和行为控制问题的丰富经验，曾帮助许多儿童和青少年应对巨大挑战——无法自我监控压力、情绪从焦虑一下飙升至崩溃，以及如何放松或如何重返冷静状态。这些都是本书要解决的问题。

本书旨在帮助有焦虑和行为控制问题的儿童明白，他们有时候容易担心、焦虑，但并不是只有他们面临这个挑战。为了将干预变得更具体、更易操作，卡丽采用了5级量表评估这个问题，评级为"1"级，表明儿童压力很少或没有压力，评级达"5"级的话，就意味着儿童有"太强的"焦虑感并可能出现崩溃。她明确告诉儿童，他们有能力反击"最焦虑的事情"，也有能力控制自己回归至或一直保持冷静状态。

对照这五个等级，老师和家长可以使用本书帮助儿童识别自己处在每个等级时的行为，并帮他们记住在太过焦虑时他们能做些什么来缓解。本书以尼古拉斯为主人公，并以他的口吻首先向读者表明：有焦虑和问题行为的儿童也是非常聪明的，有能力把事情做好。然后作者通过尼古拉斯的自述介绍了第一等级（指数为"1"）。此时，人们感到放松、愉快。他还指出一些可以帮助易于焦虑的人处于"1"级的情境，如知道下一步要做什么。接下来，通过介绍几种尼古拉斯感到焦虑的情境，作者带领读者了解不同的等级，并让他们用语言或图画的方式描述自己处在"5"级时的感受。最后，作者向儿童和青少年介绍了几种策略，帮助他们（从"5"级）回到"1"级，还鼓励他们把自己的放松策略画出来。这种练习可以帮助他们把发脾气、愤怒和崩溃等抽象概念变成具体的且仅属于自己的概念。老师和家长可以通过和儿童一起阅读本书，帮助儿童理解自己的行为和行为背后的原因。

第 2 版不仅提供了一系列基于循证实践的教学创意，还提供了好几个等级量表以供复印并根据儿童的情况做出调整，这些变化都让读者在读完本书后获益颇丰。家长或老师可以和儿童一起完成这个等级量表，让儿童知道自己在每个等级时的行为，以及对应能做些什么来帮助自己回归到"1"级。"等级量表"这个概念虽然简单，却相当完美。它把每个儿童"最焦虑的事情"的方方面面都浓缩到一张小纸片上。儿童可以把"等级量表"放在桌子上或用魔术贴贴在课本或笔记本上，方便随时提示自己。

本策略的适用范围很广。试想，有位安置在普通班级里的学生，他使用了卡丽书里的方法。他把等级量表放在桌子上，老师在她学校姓名牌后面还放了一份这个等级量表的复印件。她过段时间就去看看这位学生，不动声色地把姓名牌小心地翻过来，问问学生现在是否感觉焦虑。他则指着等级量表回答她，然后他们会心一笑。最后，在 5 级量表基础上，作者对实用的压力等级进行了拓展，还附上了让儿童冷静下来的程序，该程序是为每个儿童量身定制的。

《焦虑，变小！变小！》一书真的非常精彩！策略简单、易操作，定能帮助儿童和青少年获得成功。使用本书的儿童会发现自己能放松地学习或玩耍。用卡丽的话来说，"它们没什么了不起，我能控制它们！"有焦虑或行为调节问题的儿童会意识到这一点的。

感谢卡丽发明了如此有效、易于使用的干预方法。

布伦达·史密斯·迈尔斯博士（Brenda Smith Myles, Ph. D.）

亲爱的家长和老师们

焦虑是应对压力的正常反应，实际上在某些情况下它可能还是有益的。然而，如果儿童焦虑过度，严重干扰到家庭和学校的正常生活，包括他们的学习、行为和他们应对情绪的方式，那麻烦就来了。

高度焦虑在儿童中越来越常见。实际上，焦虑症是儿童所有精神障碍中最常见的病症。根据最近（2013 年 5 月）美国疾病控制与预防中心（CDC）的报告，每年有接近五分之一的美国青少年（13%~20%的 18 岁以下儿童）罹患心理健康疾病，且发病率还在上升①。

患有焦虑症的儿童通常压力过大，情绪过激，主要由社交情境、感官问题或遭受挫折等引发。这种压力让他们失去控制，产生攻击行为，如尖叫、扔东西甚至伤害他人。长时间的焦虑不仅会严重影响儿童的学业成绩，还会使他们不愿开展社交和课外活动。

对于有焦虑症的儿童，情绪失控比其他任何事情都要致命，这会导致他们被迫从普通教育课堂中撤出来，只能到限制性更强的教育环境中。特殊教育环境有时指的是学校某间特殊房间，有时指的是社区学校之外的特别项目。即使他们能够留在普通教室中，一旦同龄人看到他们发脾气时的样子，就很可能躲着他们，认为他们没有任何征兆就"爆发"的行为很恐怖。因此，帮助这些儿童学会理解和控制自己的情绪非常关键。这个提醒其实非常重要，

---

① 编注：根据美国疾病控制与预防中心（CDC）的最新报告（2018年10月），约 27.1% 的 18 岁以下儿童被诊断患有心理健康疾病。

因为焦虑儿童的老师和家长们往往会专注于教会他们其他能力，却忘记只有教会他们放松下来，他们才能在生活中受益。任何技能或学业知识都无法取代学会放松。

情绪失去控制也会妨碍小龄儿童获得成功的社交。下面的例子极其真实地体现了这点。这是一位妥瑞氏综合征患者，他写的是自己焦虑爆发的早期征兆。

亚当是个两岁半的小男生，有一双天蓝色的大眼睛、玫瑰色的脸颊、卷卷的头发，谁都忍不住想去逗他一番。超市里，一位和蔼的年长女士拍拍他的头，想逗他玩玩，他却尖叫起来，声音令人毛骨悚然，他还差点从购物车里摔出来。这位和蔼的老太太无意中干扰了他，因为当时他正在把以字母"B"开头的所有杂货品记下来。他一定要按照购物车通过的确切顺序记住它们。他现在已经在第十三通道了！他尖叫着，伤心欲绝，因为他知道妈妈不会再走回去，让他重新回到每个通道去检查他到底记得对不对。

亚当的妈妈并非不通情理之人。但由于亚当那时不会说话，她真的弄不明白他为什么尖叫。这位妈妈还不知道她儿子在一岁多一点时就会认字了。她实在想不出来他为什么会这样生气。她既感到尴尬，也觉得很困惑。那位不知情的年长女士再也不觉得亚当可爱了。（Adam DePrince, 1992, p.21）

《焦虑，变小！变小！》以认知行为管理和教育心理学为基础，这两者都是行为管理的方法，它们把重点放在教儿童识别自己的焦虑，然后教授策略去帮助他们学会控制焦虑。这些策略符合自我管理的循证实践（National Autism Center，2009）。这本书以及书中的等级量表都通过视觉提示和互动框架为那些执行功能有问题的儿童提供越来越多的帮助。实际上，循证研究也证明，运用故事教授社交信息这种方法很有效（National Professional Development Center on Autism Spectrum Disorders，2010）。

我曾在幼儿园指导一位名叫尼古拉斯（Nicholas）的学生，本书的想法就是从那时开始萌芽的。尼古拉斯难以忍受学校变更活动时间，比如，学校原定的日程因为集会被打乱了，或者某天有其他老师来代课。最初，我教给尼古拉斯一套放松的方法，我们称之为"放松身体"。这套方法的灵感来自我的朋友乔伊丝·桑托（Joyce Santo），她的学生是一些四五岁的孤独症谱系障碍儿童，她教他们在压力事件来临之前就用下面这套方法来放松。

"放松身体"是这样做的：

1. 做 3 次深呼吸。

2. 把双手高举过头顶，放下来，再举起来。

3. 搓搓双手，数到 3。

4. 搓搓大腿，数到 3。

5. 再做一次深呼吸。

和尼古拉斯的相处给我留下了深刻的印象，我认为异常焦虑的五岁儿童是能够学习放松的初始步骤的。听说了这个放松步骤后，尼古拉斯的老师让他把这个步骤教给全班同学。后来，老师评价说："把步骤教给所有的儿童，就像是在教授某个合乎逻辑的事一样自然。"

父母和老师要意识到焦虑是真实存在的，这一点非常重要。即使儿童的恐惧或担忧对你来说似乎是不合理的，你也绝不能对这种情绪不予理会。还有一点也很重要，那就是记住"焦虑式思维"先于"思考式思维"到达大脑。因此，如果不想让焦虑这种情绪变得太强烈的话，儿童就要学习一个可预测的、多次练习后能牢记的例行程序，以便在刚开始感到焦虑时，可以不需要思考就能立刻使用例行程序，这就像我们在面临危机时，会立刻使用 911 例行程序[2] 来帮助我们记住如何获得帮助。

还要记住一个要点，行为爆发是一件私事。儿童会因为行为失控而感到尴尬，没能成功地控制自己的行为会让他非常在意，即使你不能明显感受到事发后他的悔意。因此，儿童很可能会厌恶我们讨论他的行为，害怕它是一个性格缺陷，担心自己可能有非常严重的问题。在遇到这种情况时，父母和老师在给儿童提出如何改变的建议时，越不引起他们的反感越好。

尼古拉斯喜欢创作与自己特殊兴趣有关的故事（我们经常创作一些洒水车和水塔的故事），所以在他太焦虑以致失去控制时，我决定利用他的兴趣创作一些故事来提升他一起参与的意愿。另外，我决定结合可视化教学、幽默手法和 5 级量表来定义不同等级的压力（见本书末尾）。数字具有系统性，儿童似乎会更容易理解情绪的不同等级。

这本书让儿童有机会命名和定义自己的 1~5 级，儿童通过填写个性化压力等级量表，还可以分享自己在每级时的感受。本书后面还有关于如何与焦

---

② 编注：911是美国和加拿大通用的消防电话、急救电话和报警电话。911例行程序指人在面临危机时，可以不经思考就能采取的获取帮助的方式。

虑的儿童相处的建议，供您参阅。

　　它其实不是一个快速解决方案，教儿童学会放松是一个漫长的过程。从长远利益来看，该书提出的策略绝对值得努力一试。我希望您能在使用过程中发现本书的妙处。

卡丽

我有时会容易着急，
但我也有自己的强项哦！

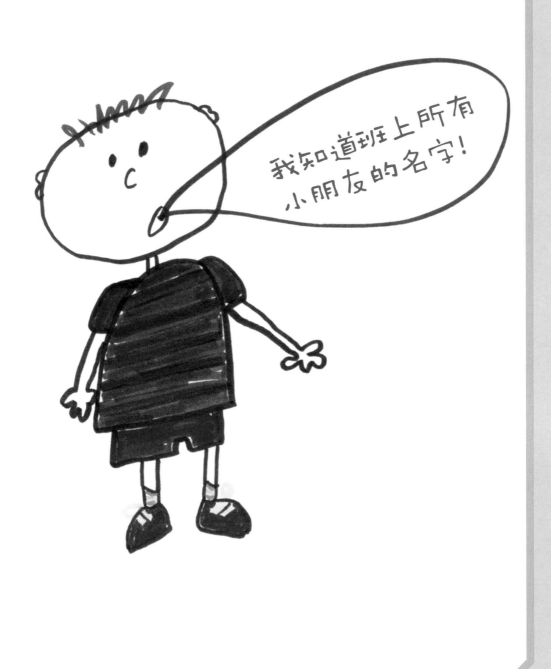

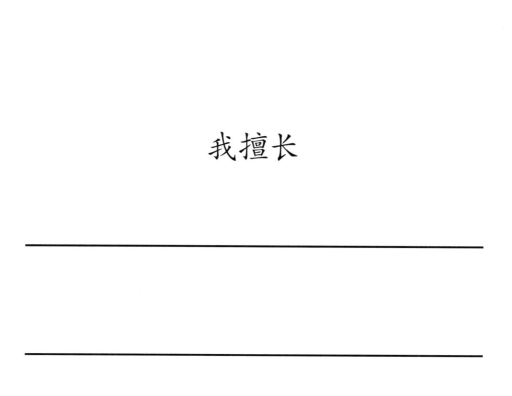

我擅长

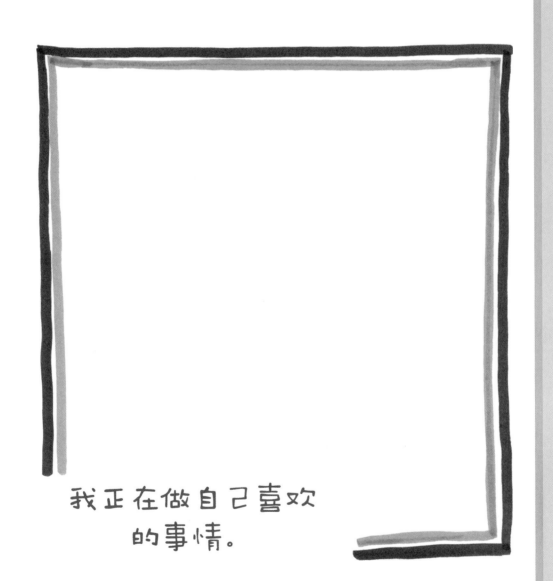

我正在做自己喜欢
的事情。

一想到我喜欢的东西，
我就会感到很放松。
现在我的着急指数
处于1级或2级。

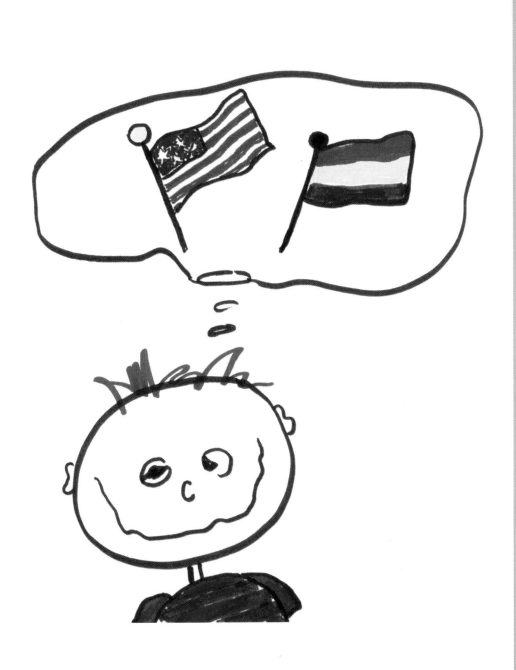

如果我知道接下来要做什么，

或是我十分喜欢我在做的事情，

我肯定处在 1 级或 2 级。

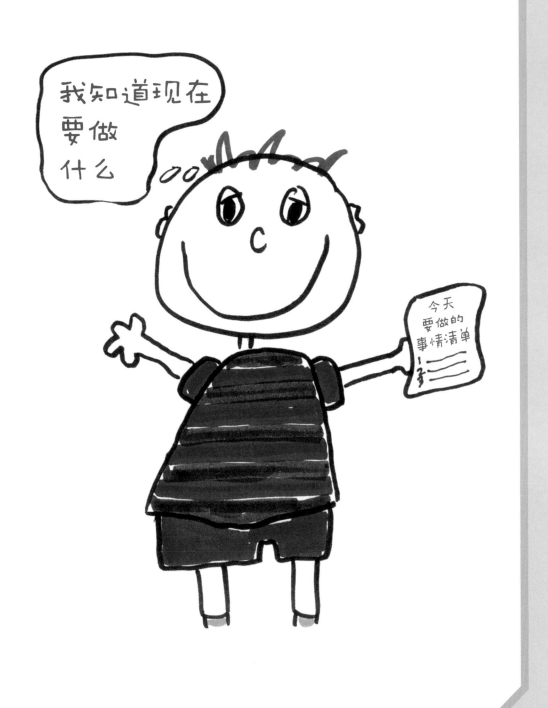

我第一次乘公交车时，
不知道应该坐在哪里。
当时我就十分着急。

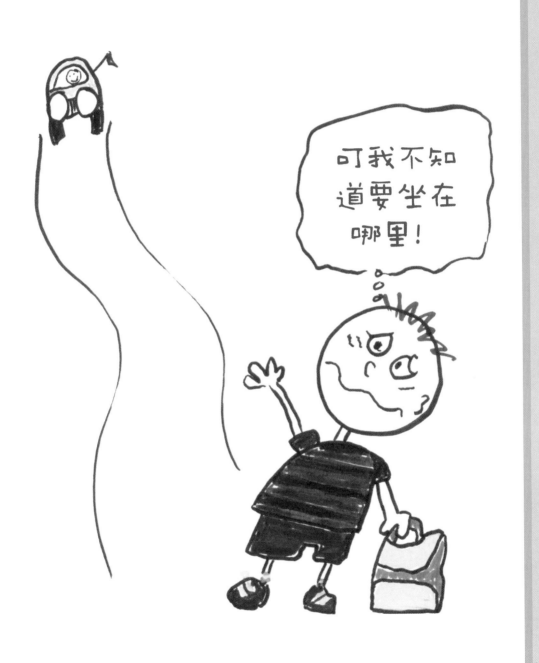

我太着急的时候，
着急指数会处于 4 级。
如果到了 4 级，
我有时会感到肚子痛。

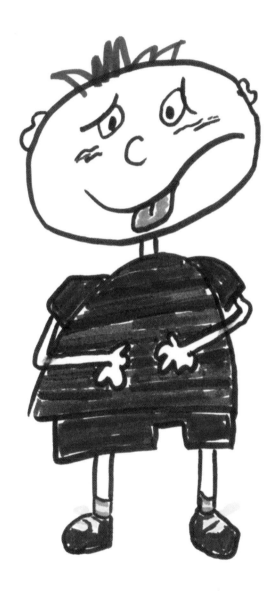

如果我觉得接下来应该是休息时间，
可休息突然被取消了，
这时候我就会急得受不了！

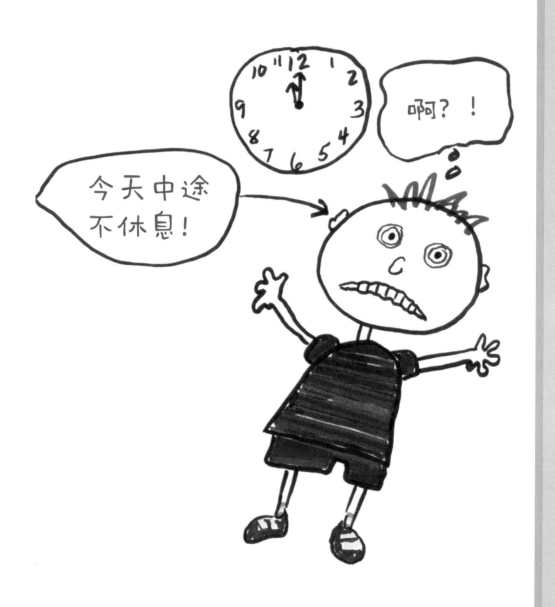

我这时可能会大喊大叫，
甚至还会打人。
到了5级，
我实在是急得受不了了！

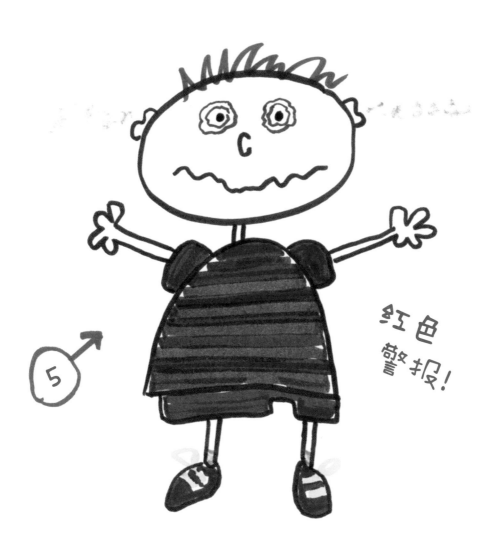

红色
警报!

让我急得受不了的一件事：

_____

_____

现在我
处于 ⑤
↓

是时候反击啦！
首先，把两只手紧紧地握在一起。

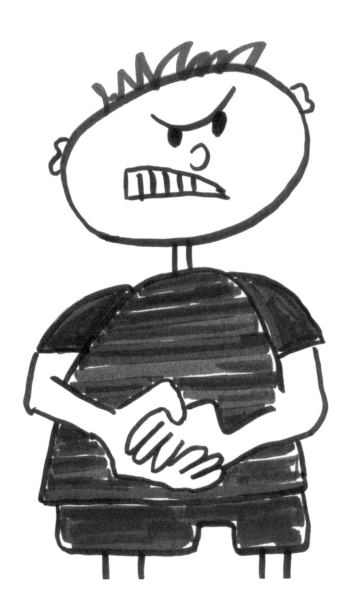

然后，做 3 次非常慢的深呼吸。

慢慢吸气——慢慢呼气，

慢慢吸气——慢慢呼气，

慢慢吸气——慢慢呼气。

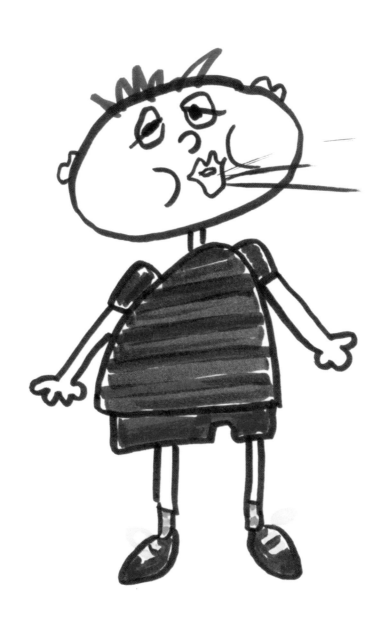

接着找个地方坐下来，
用手搓搓腿，再闭上眼睛。
现在我感觉像回到了 3 级或 2 级。

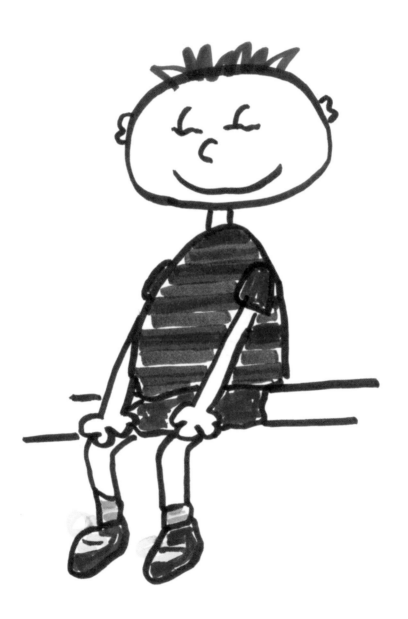

我还可以想一想让我开心的东西，
比如，我的小狗、狮子公仔
或是夏天我家住的小木屋。
现在我回到了 1 级。

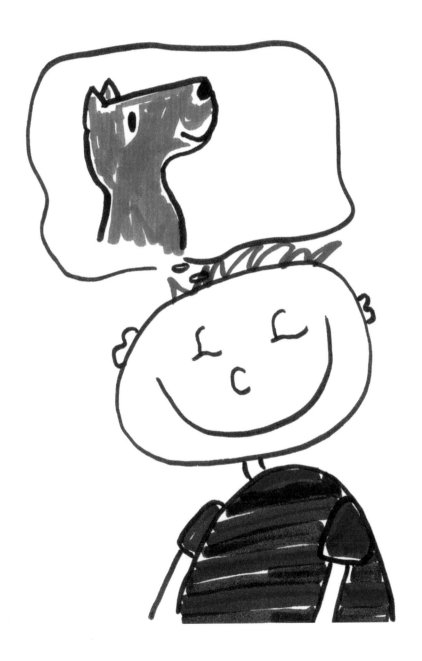

只要一想到下面这些东西，
我的着急指数就会
从 5 级降到 1 级。

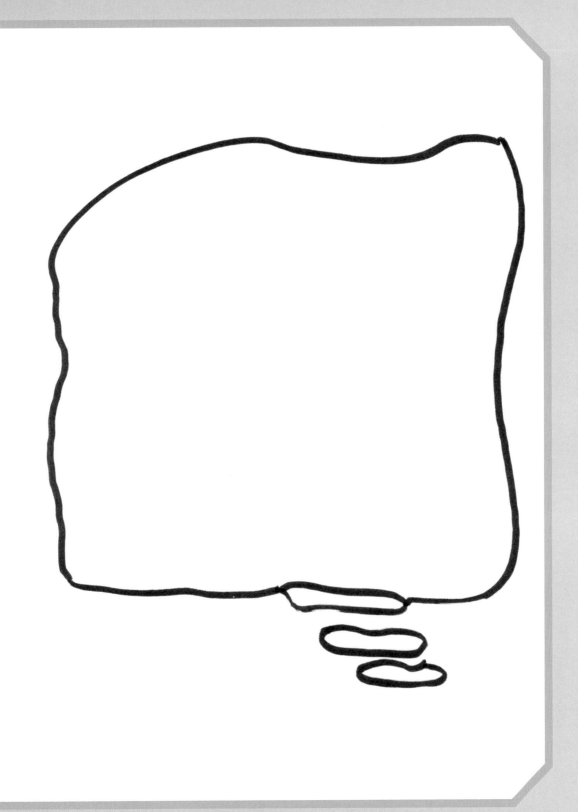

我还可以尝试做
其他的事情来放松放松。
我可以出去散散步，
或者到自己的卧室里安静一下。
如果在学校的话，
我可以找个安全的地方休息一下。

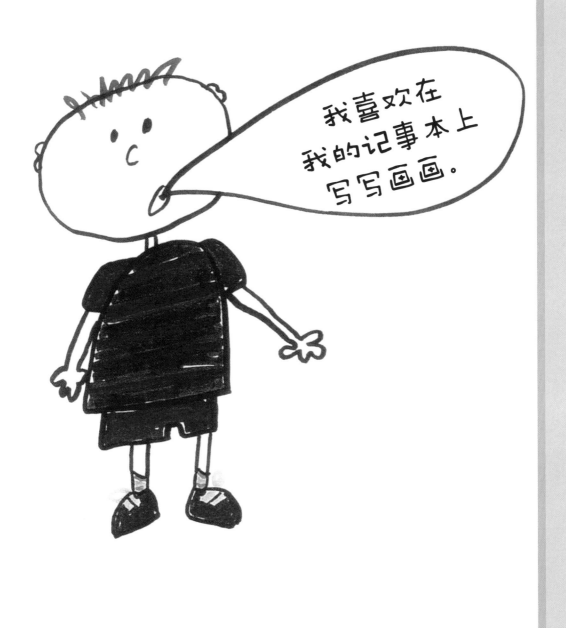

我现在放松好了，可以接着做事了。
处于 1 级的感觉真好，
我为自己感到骄傲！

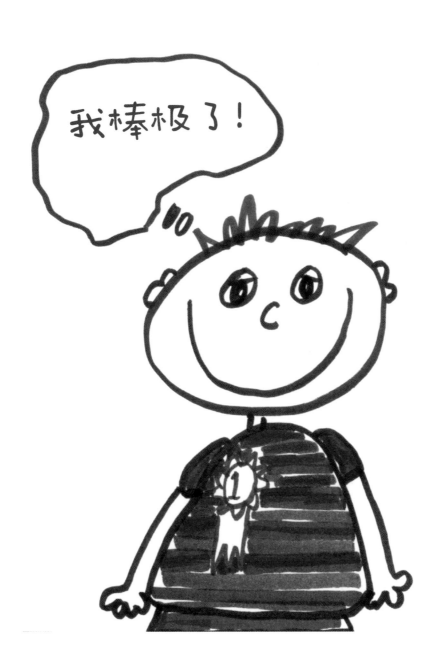

我来告诉你让我着急的事情。
（它们长什么样?
它们让我的身体有什么感受?
我可以把它们都写下来
或画出来。）

5

4

3

2

1

填写自己的压力等级量表

等级	人物、地点和事情	让我感到
5		我简直要失控了！！！！
4		它让我感到非常心烦意乱。
3		我感觉有点紧张。
2		我有时会觉得不太高兴。
1		我感觉良好。

现在在每个等级中，
想出两件能让你感觉好一些的事。

等级	人物、地点和事情	让我感到	我可以试着这样做
5		我简直要失控了！！！！	
4		它让我感到非常心烦意乱。	
3		我感觉有点紧张。	
2		我有时会觉得不太高兴。	
1		我感觉良好。	

我的冷静程序

有时我会急得受不了。我可以先停下来，双手握拳，深呼吸。我还可以揉揉脑袋，搓搓腿，这样做的话，我就能冷静下来。

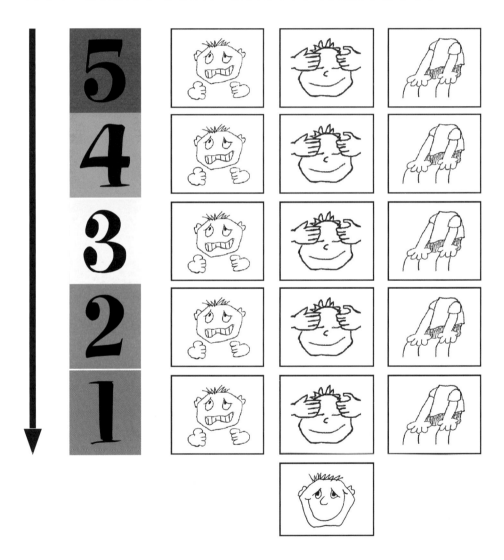

Kari Dunn Buron, Sanda Manns, Lynette. Schultz, and Shelly Thomas

我的冷静程序

把下面两组视觉提示卡复印并塑封好，放在小朋友的背包、口袋或钱包里，方便他们随时参考使用。

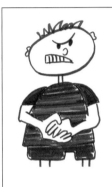	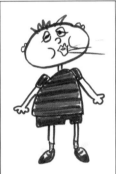	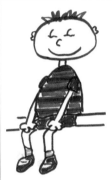	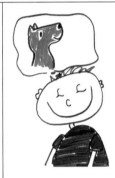
首先，把两只手紧握在一起。	然后，做3次非常慢的深呼吸。慢慢吸气——慢慢呼气，慢慢吸气——慢慢呼气，慢慢吸气——慢慢呼气。	接着找个地方坐下来，用手搓搓腿，再闭上眼睛。现在我感觉像回到了3级或2级。	我还可以想一想让我开心的东西，比如，我的小狗、狮子公仔或是夏天我家住的小木屋。现在我回到了1级。

冷静策略推荐

1. 做3次深呼吸。

2. 把双手高举过头顶，放下来，再举上去。

3. 揉搓双手，数到3。

4. 搓搓大腿，数到3。

5. 再做一次深呼吸。

给老师和家长们的建议

　　理解焦虑的本质是极其重要的。一旦儿童的情绪失去控制，无论是在什么环境下面对什么样的社交关系，他们都难以成功处理。例如，儿童在生日聚会上因为意料之外的事情而感到焦虑后，这种焦虑的感觉可能会让他情绪失控，进而产生负面或让人害怕的行为。其他儿童看到他的这些行为后，可能会在社交上排斥他。

　　在处理儿童的攻击行为时，成人经常使用一套激励方法，如贴纸奖励表、特权的丧失。使用这些激励系统的前提是儿童已经具备了改变所需要的技能，以及他极其渴望得到（贴纸或特权）。问题是儿童处于高压和过度焦虑中时，完全控制不了自己的行为。因此，让所有照顾者重新思考如何正确看待儿童的行为是很有益处的（Greene, 1998）。例如，格林提醒我们：

· 发脾气这种行为通常出现在两岁儿童身上。

· 两岁大的儿童发脾气，是因为他们还没有发展出良好的情绪调节能力。

· 当儿童的能力远远低于其发育年龄应具备的能力时，他很有可能有学习障碍。

· 如果儿童过了学步期还经常发脾气，他们可被视为有发展性学习障碍——无法管理或控制自己的情绪。

· 学习障碍者需要适应性教学，它不同于一般意义上的教学，要求也更高。如果您面对或养育的儿童经常感到焦虑且缺乏情绪调节技能，您可以尝试下面的策略。

　　和儿童一起读完本书后，你可以和她谈谈等级量表这个想法，让她用数字表示自己的感受。你可以帮她弄清楚下面两级的区别：因为某件事很有趣而感到兴奋，这是 3 级；如果是兴奋到几乎失去控制，这时就到了 4 级。你还可以使用等级量表和她讨论：什么是大问题，什么是小问题，什么是介于两者之间的问题。焦虑的儿童可能会认为任何问题都是大问题，因此会反应过度。这个量表可以帮助儿童想象和理解如下五个等级问题之间的区别：小问题、烦心的问题、不方便（难以解决）的问题、让他抓狂的问题和将要改变他生活的问题。

　　你可以把本书中提出的冷静程序制作成海报，用作儿童的教学工具。你也可以把带有该程序的图片做成小提示卡，从视觉上提示儿童，让他在可预见的压力环境下开始实施他的冷静程序。例如，如果儿童在离开公园的时候容易烦躁不安，你可以把小提示卡给他看一下，提醒他深呼吸等，帮助他冷静下来，让他更容易接受离开（公园）这个不好的消息。

积极支持高度焦虑儿童的循证策略

♥ 1. 创建一个冥想盆 ♡

在《哈利·波特》系列（*Hatty Potter*, J.K. Rowling）中，有一位非常聪明的巫师叫阿不思·邓布利多。邓布利多身上肩负着重大的责任，也知道不少事情。有时太多的想法、太满的回忆让他抓狂，于是他就把它们放进一个叫作冥想盆的浅石盆里。

这种策略遵循了自我管理的循证实践（National Autism Center, 2009），因为它教儿童把某些担忧的事情先搁置一边，等到有时间的时候再去解决它们。

如果与你相处的儿童高度焦虑，你可以把一个小鞋盒做成冥想盆送给他。你可以在鞋盒顶部做一个插槽，让儿童把外面装饰一下；让儿童在 3cm × 5cm 的便条卡上写下自己的担心，在需要的时候给予他帮助；然后让儿童通过插槽把卡片放到冥想盆里，让他知道你会看这些卡片，到那时可以一次帮他解决一个烦恼。

♥ 2. 设立一个担忧区 ♡

成人经常以惩罚的方式使用暂停策略。我们常把暂停和"因为你做了某事，所以你需要暂停一下"这样的句子放在一起使用。虽然从当下环境中抽离对人人都很有效，可儿童很快就会把暂停角和负面的东西联系在一起。

为了避免这种情况的出现，你可以设立一个担忧区。儿童去那儿后，不需要说话，也不需要回答问题。那儿是个让她平静下来的区域，可能有纸、绘画材料、相册、拼图或柔软舒适的玩具。在儿童章回小说《阿达琳的克莱尔小狗》（*Adalyn's Clare,* Buron, 2012）中，主角用一个弹出式帐篷作为她的担忧区。教儿童使用担忧区是一种基于循证实践的自我管理的方式（National Autism Center, 2009）。

♥ 3. 用照片教授意象 ♡

幼儿可能很难理解意象这个概念，因为它需要在脑海中进行积极想象，把消极的想法转变为积极的想法。

照片可以用来帮助儿童"勾勒"出这样积极的画面。在和儿童相处时，具体的语言的使用更能帮助他们，比如，使用"（用其他想法）替代担心的想法"和"找到可以冷静下来的想法"，而不是"想象一下……"。

我推荐大家准备一个小相册，里面放入儿童喜欢的事物的照片。照片展现的应是那些可以帮助他冷静下来的事物（家庭宠物、儿童的床、毛绒玩具、家庭度假，或儿童参与的、能让他冷静下来的活动，如游泳），而不是那些需要他保持警觉的事物（电子游戏或其他类型的游戏、电视节目等）。翻看经历过的积极事件的照片可以鼓舞他，让他的呼吸变得缓慢、深沉。因此，它既是一种放松方法，也是一种基于循证实践的自我管理的方法（National Autism Center, 2009）。

♥ 4. 把"规矩"变成"成功指南" ♡

老师和家长们经常会制定"规矩"，用来维持学校里或家中的某种秩序。这些规矩有助于环境的结构化和界限的设定，最终让所有人都受益。然而，曾经过度焦虑的儿童很有可能与制定和实施这些规矩的权威人物（包括你）起不少"冲突"。所以有时候，儿童要么会严格遵守这些规矩，要么则完全不理它们。

有个方法可以避免这种情况的发生，那就是把使用的专门用语从"规矩"变成"指南"。这个改变虽然很小，却效果明显，因为它实际上缓解了儿童的压力（压力通常会让焦虑加剧），也就降低了过度刻板行为出现的概率。

试着把一系列社交成功指南贴出来，并让大家都照着做。使用这个新用语后，如果儿童犯了社交错误（比如，在教室里大喊脏话或侮辱别人），这仅仅说明她没有照着指南做，很可能会导致社交不成功而已，而不是犯了像"违规"这样非常严重的罪行。该方法运用了前提包（antecedent package）这个基于循证实践的策略，通过改变环境（变换用语）应对预期产生的问题（抗拒"规矩"）（National Autism Center, 2009）。

♥ 5. 使用日历让日常更加结构化 ♡

组织有序会让人感觉非常平静，运用时间表和其他视觉系统组织安排好一天的日程、环境等是一种有循证实践文献支持的方法（National Professional Development Center on Autism Spectrum Disorders, 2010）。当计划好的事情发生改变或遭遇取消时，能提前知道是怎么回事以及什么时候会发生改变或取消能帮助我们找回掌控的感觉，因此我们会觉得更平静一些。

要让生活更结构化，有个非常简单的方法就是在家里或教室里放一本日历。在日历上，每个日期旁都留出足够的空间来让你记录事件的任何信息。教儿童每天查看日历，密切注意日程安排上的改变、某些特殊的日子（如生日）、父母外出等。

有些专为教室设计的日历只显示日期，没有注明事件或发生的变化。如果你要教授学生组织安排技能，这样的设计用处不大。

♥ 6. 给成人一个暂停时间 ♡

多年来，别人一直告诉我要立即处理问题行为，但这样做却导致了与高度焦虑儿童的直接对抗，因为那时他们还处在焦虑的痛苦中，我不仅帮不了他们，反而给他们带来了更多的压力，结果只会让情况变得更糟。此外，由于焦虑降低了个人有效思考、学习或处理信息的能力，因此如果压力更大的话，儿童更难以做出正确的选择。

试一试在这种情况下保持冷静和安静，改掉立即应对的习惯。该方法运用了前提包这个基于循证实践的策略，即先改变工作人员或成人的行为（National Autism Center, 2009），等到所有人都平静下来了，再着手处理问题行为。一般来说，儿童在平静时会更容易接受别人的建议。

推荐阅读

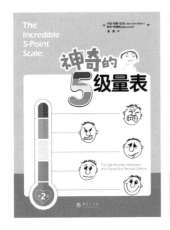
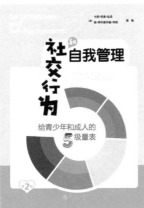
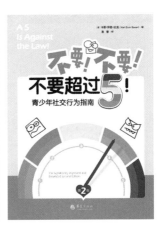

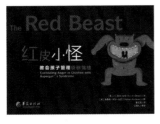
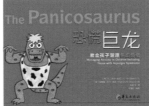
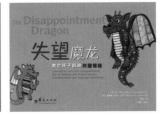

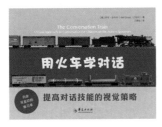
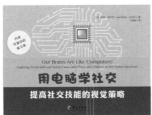
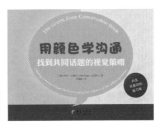

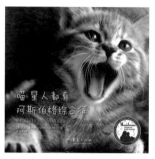

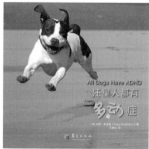

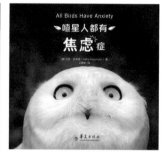

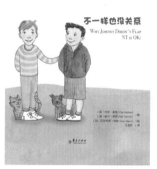

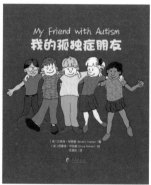

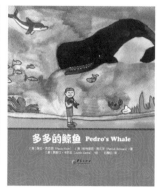

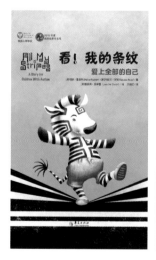

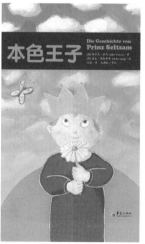

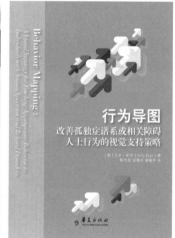

图书在版编目（CIP）数据

焦虑，变小！变小！：第 2 版 /（美）卡丽·邓恩·比龙（Kari Dunn Buron）著；潘敏译. --北京：华夏出版社有限公司，2020.11（2021.3重印）
（5 级量表系列）
书名原文: When My Worries Get Too Big! : A Relaxation Book for Children Who Live With Anxiety, second edition
ISBN 978-7-5080-9944-6

Ⅰ. ①焦… Ⅱ. ①卡… ②潘… Ⅲ. ①孤独症－康复训练 Ⅳ. ①R749.940.9

中国版本图书馆 CIP 数据核字(2020)第 082111 号

When My Worries Get Too Big!－A Relaxation Book for Children Who Live with Anxiety-Second Edition by Kari Dunn Buron
Original copyright © by AAPC Publishing, U.S.A.
Chinese edition copyright © 2020 by Huaxia Publishing House Co., Ltd.
All rights reserved.

北京市版权局著作权合同登记号：图字 01-2020-2775 号

焦虑，变小！变小！：第 2 版

作　　者	［美］卡丽·邓恩·比龙
译　　者	潘　敏
责任编辑	薛永洁　　李傲男

出版发行	华夏出版社有限公司
经　　销	新华书店
印　　刷	三河市万龙印装有限公司
装　　订	三河市万龙印装有限公司
版　　次	2020 年 11 月北京第 1 版　　2021 年 3 月北京第 2 次印刷
开　　本	787×1092　　1/16 开
印　　张	4.25
字　　数	12 千字
定　　价	36.00 元

华夏出版社有限公司　　地址：北京市东直门外香河园北里 4 号　　邮编：100028
网址：www.hxph.com.cn　　　　　　　　　　电话：(010)64663331（转）
若发现本版图书有印装质量问题，请与我社营销中心联系调换。

"在《焦虑，变小！变小！》（第2版）中，卡丽向服务提供者和家长们介绍了一套有趣且实用的方法，该方法具有发展性且以儿童为中心，它可以帮助儿童保持情感健康并提高他们的生活质量。"

—— 巴里·M.普里赞特（Barry M. Prizant, PhD, CCC-SLP）

布朗大学人类发展研究中心客座教授，儿童沟通项目主管，
《SCERTS®模式》（The SCERTS® Model）合著者

"卡丽·邓恩·比龙的《焦虑，变小！变小！》（第2版）终于出版了！该书提供的方法有实证支持，易于操作，很受小朋友欢迎。最重要的是，不仅有特殊需求的儿童能从中得到支持，所有在生活中感到焦虑的儿童都可以从书中汲取养分。"

—— 黛安娜·特瓦克特曼-卡伦（Diane Twachtman-Cullen, PhD, CCC-SLP）

《孤独症谱系季刊》（Autism Spectrum Quarterly）主编

"卡丽专为焦虑的儿童而著的《焦虑，变小！变小！》是我非常喜欢的经典之作。该书第2版增加了'给老师和家长们的建议'，清楚地解释了儿童为什么、什么时候可能需要支持来应对焦虑，从而把该方法提升到了一个新水平——既实用又易于操作，儿童能很快上手，知道如何应对自己的焦虑……它是一个非常实用的工具！"

—— 朱迪·恩多（Judy Endow, MSW）

孤独症顾问，作家

"《焦虑，变小！变小！》（第2版）以巧妙的方式向家长和专业人士解释了焦虑，贴心地为青少年学生提供了易于上手的方法……除了个体，包括普通班级在内的团体也可以使用这本书。"

—— 米歇尔·加西亚·温纳（Michelle Garcia Winner, MA, CCC-SLP）

社交思维®（Social Thinking®）创始人

"《焦虑，变小！变小！》（第2版）能够帮助儿童学会减轻压力，重获自我控制。书中切实有效的策略配以广受儿童欢迎的插图让儿童轻松学会了如何应对焦虑，让自己感觉更好一些。"

—— 西蒙·巴伦-科恩（Simon Baron-Cohen, PhD）

剑桥大学教授

责任编辑：薛永洁　李傲男
封面设计：书房 书籍装帧设计　QQ:2450277745

华夏出版社微信平台

华夏特教微信平台

新浪微博:@华夏出版社

新浪微博:@华夏特教

ISBN 978-7-5080-9944-6

9 787508 099446 >

定价：36.00元